AF466329

Monbet — Conserver la Couverture

CONSIDÉRATIONS

SUR

L'USAGE ET LES PROPRIÉTÉS

DU

VIN CORDIAL DE KINA-LOXA,

DE M. MONBET, PHARMACIEN,

Rue Saint-Honoré, N°. 354, au coin de la Place Vendôme, A PARIS.

Avec plusieurs Observations, (*Voyez* le Résumé, pag. 13).
(In English pag. 20).

PAR CH. CLÉMENT, Docteur en Médecine de la Faculté de Paris, Professeur d'Anatomie, de Chirurgie, d'Accouchemens, Membre Émérite de la Société d'Instruction Médicale, etc.

Ouvrage spécialement destiné à guider les Officiers de Santé, les Curés, les Maires, les Dames de Charité et généralement toutes les personnes qui se vouent au soulagement des malades, relativement à l'administration du Vin Cordial.

L.-É. HERHAN, IMPRIMEUR-STÉRÉOTYPE,
BREVETÉ DE S. A. R. Mgr. DUC DE BERRY,
rue Servandoni, près Saint-Sulpice, N°. 13.

CONSIDÉRATIONS

SUR

L'USAGE ET LES PROPRIÉTÉS

DU

VIN CORDIAL DE KINA-LOXA, (1)

CONTRE

LES FIÈVRES ET LES MALADIES ATONIQUES,

Préparé par MONBET, Pharmacien,

Rue Saint-Honoré, N°. 354, au coin de la Place Vendôme, A PARIS;

Avec plusieurs Observations. (*Voyez* le Résumé, pag. 13; in english, p. 20.)

PAR CH. CLÉMENT, Docteur en Médecine de la Faculté de Paris, Professeur d'Anatomie, de Chirurgie, d'Accouchemens, Membre Émérite de la Société d'Instruction Médicale, etc.

> Ad extremos morbos extrema remedia exquisitè optima.
>
> HIPP. Aphor.

LE but de cet Opuscule, est de faire connaître les propriétés d'un Vin Fébrifuge et Tonique, supérieur à toutes les préparations de ce genre connues jusqu'à présent.

(1) La dénomination de ce Vin est due à l'espèce de Quinquina qui en fait la base:

Suivant M. LAUBERT (mémoire sur les quinq.), le Quinquina originaire de la province de Loxa est le plus estimé et le plus recherché. De tous temps il a été administré chez les Souverains et reservé pour les cadeaux destinés aux Puissances étrangères. C'est aussi l'opinion de MM. RUITZ et PAVON, Naturalistes célèbres dont on fit choix pour

Plusieurs Médecins d'un mérite généralement reconnu, soit par les ouvrages qu'ils ont publiés, soit par la confiance qu'ils ont si justement acquise dans le monde, ont constaté les vertus de ce nouveau remède dans le traitement de plusieurs maladies qui avaient résisté à tous les autres moyens thérapeutiques. Les observations qu'ils ont consignées dans ce Recueil en sont des preuves incontestables.

Le Vin de Kina-Loxa diffère essentiellement de toutes ces compositions pharmaceutiques si vantées par des instructions particulières dont on craindrait de faire connaître au Public les parties constituantes.

M. Monbet ne fait point un secret de son Vin ; il en a donné la formule dans plusieurs feuilles périodiques, et l'a communiqué à diverses Sociétés de Médecine. (1)

PROPRIÉTÉS DU VIN CORDIAL DE KINA-LOXA.

Ce Vin est essentiellement tonique, fébrifuge et antiseptique. Il convient dans toutes les débilités, faiblesses, cachexies, soit constitutionnelles, par suite de longues maladies, par l'effet de l'âge, ou après de grandes fatigues. Telles sont celles qui résultent de la vie militaire, dont les privations et les excès sont les compagnes inséparables.

Les fièvres (2), maladies si fréquentes, dont les espèces sont si nombreuses, et les traitemens si variés, sont divisées par les plus célèbres nosologistes, d'après les causes qui les occasionent et les phénomènes qu'elles présentent dans leur marche.

1° En essentielles ou primitives, quand elles intéressent plus ou moins toutes les fonctions, de manière que la digestion,

---

les recherches de Botanique, dans l'expédition du Pérou en 1777, ils rapportent que parmi les diverses espèces de Quinquina les plus fines, les plus anciennement connues et administrées en médecine sont celles de Loxa.

Les caractères principaux de cette écorce nommée par M. Laubert (2me mém. sur les quinq.) quinquina par excellence, sont d'être en petits cylindres de la grosseur d'un tuyau de plume, d'une couleur gris brun, d'une cassure nette, ne jouissant d'une trop grande amertume, ni d'une trop grande stipticité, précipitant l'émétique, le tanin et la gélatine.

(1) Gazette de Santé, n°. 14, 11 mai 1817.
Journal du Commerce, supplément n°. 325, nov, 1817.

Mais, voulant profiter de sa découverte, il est bon de prévenir MM. les Médecins que M. Monbet n'a point donné connaissance des appareils dont il se sert pour la confection de son Vin Cordial.

(2) Febris frequentissimus morbus; plerorumque morborum, aut initium, aut comes aut finis est. (Boerrh. Aph.)

la circulation, les sécrétions, les sensations, etc., sont plus ou moins troublées.

Quelquefois elles sont des efforts salutaires de la nature; d'autres fois elles sont caractérisées par des symptômes de mauvais augure, dont l'issue peut être funeste.

2°. Symptomatiques, lorsqu'elles dépendent de la lésion d'un organe quelconque : telles sont celles qui résultent d'une plaie, d'une opération grave, comme l'amputation d'un membre, l'extirpation d'une tumeur, etc.

Les fièvres essentielles sont comprises en six ordres :

1°. Inflammatoires, ou angioténiques.
2°. Bilieuses, ou meningo-gastriques.
3°. Muqueuses ou adéno-meningées.
4°. Putrides, ou adynamiques.
5°. Malignes, ou ataxiques.
6°. Pestilentielles, ou adéno-nerveuses.

Presque toutes ces espèces peuvent être continues, intermittentes et rémittentes, quotidiennes, tierces, quartes, quintes, double-tierces, double-quartes, etc., suivant leur marche et la nature de leurs accès.

Elles peuvent aussi être mixtes, c'est-à-dire, se combiner deux à deux, et tenir de l'une et de l'autre; comme encore s'allier avec les phlegmasies ou inflammations.

Caractères des divisions principales des fièvres, et mode d'administration du Vin Cordial dans chacune d'elles.

Fièvre Inflammatoire.

1°. *Inflammatoires ou angioténiques.*

L'invasion de ces fièvres est ordinairement subite; quelquefois précédée d'un frisson qui est bientôt suivi de chaleur et de moiteur; le visage est rouge et gonflé, les yeux sont brillans; la soif est vive; la langue d'un blanc rougeâtre, la tête pesante; la respiration est accélérée, quelquefois avec oppression, le pouls plein, la sensibilité augmentée. Si le sommeil a lieu, il est entrecoupé de rêves; les membres sont dans une sorte d'engourdissement.

Ces fièvres attaquent particulièrement les personnes d'un tempérament sanguin, en hiver et au printemps à la suite d'excès, d'exercices violens, de boissons froides étant en sueur, d'un emportement de colère, de la suppression d'hémorrhagies habituelles, telles que les hémorroïdes, les menstrues, etc.

Elles peuvent être continues, intermittentes, épidémiques,

se compliquer avec d'autres fièvres ou avec une inflammation.

Leur traitement consiste dans la diète, les boissons délayantes, acidulées, et quelquefois la saignée.

Ce n'est que dans la convalescence qu'on doit administrer le Vin Cordial à la dose de trois ou quatre cuillerées par jour, afin de donner aux organes digestifs leurs forces primitives, et s'opposer au développement d'une autre fièvre.

Fièvres bilieuses.

2°. *Fièvres bilieuses*, ou *meningo-gastriques*. Ces fièvres, dont les phénomènes annoncent sur les organes digestifs une irritation particulière, sont caractérisées par des douleurs sus-orbitaires; un enduit jaunâtre de la langue avec amertume de la bouche, nausées, et quelquefois vomissemens, perte d'appétit, et même dégoût des alimens; soif intense, douleur de l'épigastre, surtout à la pression; fatigue dans les membres, constipation ou diarrhée, pouls fréquent et dur. L'invasion a ordinairement lieu par un frisson qui est bientôt suivi de chaleur et de sueur.

Les tempéramens bilieux sont les plus exposés à ces fièvres.

Elles sont occasionées par de mauvais alimens, des affections morales trop vives, l'habitation des lieux humides, insalubres et privés de la lumière, par des veilles prolongées, des boissons froides abondantes, lorsque le corps est en sueur, etc.

Les fièvres bilieuses peuvent être simples, tels que l'embarras gastrique ou intestinal, le cholera-morbus, ou être plus intenses. Telles sont la fièvre bilieuse continue, l'intermittente, la rémittente, les tierces, quartes, etc., ou s'allier aux fièvres des autres ordres.

On traite les fièvres bilieuses par les vomitifs, les purgatifs, les boissons délayantes, mucilagineuses; mais après l'usage de tous ces moyens, les organes de la digestion sont dans une telle débilité, qu'il est important de prescrire les restaurans et les toniques.

Le Vin Cordial, dans ces circonstances, s'emploie le matin à jeun, et le soir en se couchant, à la dose de quatre ou huit cuillerées à bouche. Si la personne est d'une forte complexion, elle pourra en prendre une troisième dose dans le courant de la journée.

Lorsque ces fièvres dégénèrent en tierces, quartes, etc., on les combat par une plus grande dose de vin cordial.

Fièvres intermittentes, tierces, double-tierces.

Ces fièvres dérivent presque toujours des précédentes, et n'en sont qu'une variété. Elles sont caractérisées par des accès qui reviennent tous les trois jours. Leur invasion a lieu par un sentiment de froid dans toutes les régions du corps, surtout aux extrémités, suivi de frisson, avec un pouls fréquent et concentré, auquel succède une chaleur brûlante et une sueur plus ou moins abondante. Souvent il y a des nausées, amertume de la bouche, soif intense, le visage est rouge et animé.

Les fièvres tierces sont propres à tout âge, à tout sexe; mais on les observe plus particulièrement chez les adultes d'un tempérament bilieux, après des fatigues excessives, des veilles, la disette, des écarts de régime, des affections mentales trop vives, principalement durant la saison des chaleurs, qui les rend quelquefois épidémiques.

Elles peuvent aussi affecter le type de quarte, double-quarte, mais rarement. Elles se terminent au 7e., 11e., 14e., 21e. accès, souvent après plusieurs mois, et même des années.

Le traitement de ces fièvres consiste dans l'administration de boissons délayantes, d'évacuans auxquels on fait succéder les diverses préparations de kina, mais constamment, une ou deux heures avant l'accès; toutefois ayant la précaution de ne jamais le donner avant le septième paroxysme.

Le Vin Cordial de kina-loxa réussit toujours contre ces affections. Les doses sont depuis six cuillerées jusqu'à dix, en trois ou quatre fois les jours de pyrexie. Les jours que le malade est sans fièvre, il se contente de n'en prendre que trois ou quatre cueillerées avant ses repas, qui doivent être très-légers.

Si ce médicament ne fait pas disparaître de suite les symptômes fébriles, il ne faut pas discontinuer son usage; il est bien préférable au kina en poudre, qui détruit la contractilité fibrillaire de l'estomac lorsqu'on s'obstine à le donner.

Fièvres muqueuses.

3°. *Fièvres muqueuses, pituiteuses ou adéno-meningées.*

Les fièvres de cet ordre ont leur siége principal dans les membranes muqueuses des voies alimentaires, et dans les glandes dont leur tissu est parsemé; ce qui change la nature de leurs sécrétions habituelles.

Elles affectent principalement l'enfance, le sexe féminin, et les personnes d'un tempérament lymphatique et affaiblies par une nourriture malsaine, l'abus des purgatifs, par des vers intestinaux, des passions tristes, des habitations humides et peu aérées. Elles se manifestent au printemps et à l'automne. Elles s'annoncent par un état de langueur générale; douleur dans les membres, somnolence, perte d'appétit, abattement moral, chaleur modérée troublée par le froid; constipation avec borborygmes et douleur de ventre, le plus ordinairement diarrhée accompagnée de ténesme, et excrétion de mucosités et de glaires.

Elles se terminent quelquefois, après plusieurs jours, par la salivation, des aphtes, des éruptions cutanées, des sueurs et une urine sédimenteuse; mais souvent elles dégénèrent en fièvre hectique, diarrhée colliquative, hydropisie acite, anasarque, métastase sur les poumons ou autres organes non moins importans à la vie. De même que les précédentes, elles peuvent être continues, rémittentes, intermittentes, prendre le type de tierces, quartes, et s'allier à d'autres ordres, etc.

Le traitement des fièvres muqueuses, requiert dans leurs premières périodes les évacuans qu'on doit bientôt faire suivre des toniques les plus énergiques, parmi lesquels le quinquina et ses préparations méritent la préférence.

C'est dans ce cas qu'on aura à se louer des bons effets du Vin Cordial de kina-loxa, à des doses variées suivant le tempérament, l'âge et l'ancienneté de la maladie.

Pour les enfans au-dessous de sept ans, on en donne depuis une cuillerée jusqu'à quatre.

Chez les adultes, on en prescrira depuis quatre jusqu'à douze cuillerées en deux ou trois fois.

Afin d'éviter les rechutes auxquelles sont exposées les personnes qui ont été tourmentées par ces sortes de fièvres, elles devront continuer quelque temps, et à petites doses l'usage du vin de Loxa, principalement lorsqu'elles sont faibles, que leur digestion est difficile, et que la constitution des fièvres intermittentes règne encore (1). Un verre à liqueur avant le repas, le matin et le soir, est la dose qui leur conviendra.

---

(1) Præprimis cortex (peruvian.) diù continuandus diminuta dosi charactere febrili altè impresso ob febris diuturnitatem crebro relapsus, constitutione intermittentium adhuc durante (Stoll. Aph.)

Fièvres quartes, double-quartes.

La fièvre quarte tient plus particulièrement à l'ordre des fièvres adéno-meningées qu'à tout autre. Ses accès reviennent tous les quatre jours inclusivement; elle est dite rémittente lorsqu'elle a lieu deux jours consécutifs, et ne cesse que le troisième; double-quarte, quand elle se manifeste tous les jours, de manière que l'accès du premier répond à celui du quatrième, et ainsi de suite.

Ces fièvres s'annoncent par des bâillemens, des pendiculations avec affaissement de tout le corps, douleurs continues de la tête, du dos, des lombes, des membres; froid des pieds et des mains, pâleur du visage, mouvemens involontaires des lèvres et de la langue, difficulté de la respiration, anxiété précordiale, le pouls est dur, serré et quelquefois inégal; il y a tension du ventre et besoin d'uriner ou d'aller à la garde-robe, et même nausées.

La chaleur s'établit lentement; la peau est sèche et aride; le malade a des douleurs de tête obtuses et des vertiges.

Pendant les deux jours intercallaires il ne reste au malade qu'un sentiment douloureux dans les membres, avec pesanteur de tête.

Pour combattre les fièvres quartes, les premiers remèdes auxquels il faut avoir recours sont les délayans, les vomitifs et les purgatifs, auxquels on fait succéder l'usage d'infusions légèrement aromatiques. La rhubarbe en poudre, seule ou associée à d'autres médicamens, est quelquefois de la plus grande utilité.

Mais de tous les remèdes, sur l'efficacité desquels on ne peut avoir nulle espèce de doute, aucun n'est plus certain que le kina et ses diverses préparations.

C'est contre ces fièvres qu'on aura à se louer des bons effets du Vin Cordial de kina-loxa. Une fois qu'on a fait précéder les délayans des vomitifs, huit à douze cuillerées à bouche par jour suffisent, en observant les mêmes règles que pour la fièvre tierce.

Fièvres putrides.

4°. *Fièvres putrides*, ou *adynamiques*. Ces fièvres dirigent principalement leur action sur la force vitale et sur l'irritabilité musculaire, d'où résulte un état de débilité et de prostration générales.

Elles s'annoncent par une invasion lente ou brusque, laquelle est bientôt suivie d'un affaissement complet, d'un enduit jaunâtre, brunâtre à la langue, d'un état fuligineux des gencives et des dents, d'une haleine fétide, d'une soif plus ou moins vive, du gonflement du visage avec couleur livide; le pouls est petit et lent, quelquefois accéléré, mais mou; le peau est couverte de sueurs partielles, froides, visqueuses. Souvent les déjections sont involontaires et très-fétides; il y a trouble momentané dans les fonctions intellectuelles, et apparence de congestions momentanées vers la tête ou la poitrine. Dans quelques cas, saignement au nez, péléchies ou échimoses à la peau. La terminaison des fièvres putrides est souvent funeste, la convalescence longue et ses rechutes fréquentes. Elles peuvent se compliquer avec d'autres fièvres et en prendre le type, ou aggraver d'autres maladies: exemple, le scorbut, comme l'ont observé Lind et Milman. Les causes occasionnelles des fièvres putrides sont le séjour habituel dans des lieux humides et insalubres, comme les prisons, les hôpitaux, les camps, la malpropreté, la pénurie, les excès, les alimens grossiers et indigestes, les évacuations excessives, les affections morales, tristes; en un mot, tout ce qui tend à débiliter l'économie.

Le traitement est basé sur les secours de l'hygiène et de la thérapeutique. Ainsi, s'opposer à l'action des causes qui ont déterminé ces maladies, et en détruire le principe, c'est tout ce qu'il convient de faire. La fièvre adynamique, ayant un principe contagieux indépendamment de tous ces moyens de salubrité il faut encore, par des fumigations dans le genre de celles de Guyton-Morveau ou autres, détruire les miasmes délétères.

La base du traitement essentiel consiste dans l'administration des médicamens stimulans et toniques, afin de soutenir ou de relever les propriétés vitales. Quelquefois on a recours aux évacuans, suivant l'état des voies digestives, ainsi qu'aux boissons acidulées. Mais de tous les remèdes jusqu'à présent mis en usage contre ces maladies, nul n'est comparable au kina; il a été administré sous toutes les formes, en boissons, en bols, par lavemens, et même en topiques.

Le Vin Cordial de Monbet est un des plus puissans secours pour combattre l'adynamie; il soutient les forces languissantes, redonne du ton aux organes sans les fatiguer; ce qui permet d'en continuer l'usage assez long-temps pour détruire le principe de la maladie.

On doit en administrer depuis trois onces jusqu'à six par

jour, deux cuillerées environ toutes les deux heures.

Si une diarrhée colliquative survenait, et que le malade fût dans un danger imminent, on pourrait ajouter le Vin de Loxa aux décoctions de riz ou autres, suivant la manière de voir des médecins.

Le Vin Cordial est un des meilleurs préservatifs des fièvres adynamiques contagieuses. Les personnes qui auraient quelques craintes de contracter ces maladies, devraient en prendre un verre à liqueur, le matin à jeun, et à chaque repas.

Le séjour dans les hôpitaux et dans les amphithéâtres cause fréquemment des maladies de nature adynamique, dont les suites sont le plus ordinairement funestes, surtout aux jeunes élèves qui ne sont point encore habitués à ces sortes d'atmosphères. On préviendra tous les accidens qui en résultent en faisant usage du Vin cordial de kina-loxa.

Au mois de janvier 1818, je contractai, par suite d'une piqûre de scalpel à la main droite, dans mes démonstrations anatomiques, une fièvre de très-mauvaise nature, caractérisée par des symptômes d'ataxie et d'adynamie, avec un énorme phlegmon sous l'aisselle.

Cette maladie dura l'espace de deux mois, et ne fut combattue que par l'usage des décoctions aqueuses de kina et le Vin Cordial.

Fièvres malignes.

5°. *Fièvres malignes ou ataxiques.* Les fièvres malignes attaquent toutes les constitutions aux différentes époques de la vie ; mais les personnes nerveuses y sont plus exposées que les autres. Elles s'annoncent quelquefois subitement ; mais le plus ordinairement elles sont précédées de pesanteur de la tête, de somnolence, de lassitudes spontanées, d'inquiétude et de morosité sans cause connue. Leur invasion a toujours lieu par un frisson suivi de chaleur dont la durée varie singulièrement.

La langue est ordinairement blanchâtre et sèche ; la soif tantôt vive, tantôt nulle, la digestion difficile ou impossible, quelquefois il y a horreur des liquides ; souvent vomissement provoqué par les plus légères causes.

Le pouls varie extrêmement ainsi que l'état de la respiration. La toux, le hoquet, l'éternuement, le bâillement, les soupirs, s'observent tour à tour. La chaleur est souvent entremêlée de frissons et de tremblemens. Les sécrétions et les excrétions sont plus ou moins troublées, ainsi que les fonctions des organes des sens.

L'agitation, les soubresauts des tendons, la catalepsie, le délire, etc., sont souvent des symptômes qui dénotent une funeste issue.

Les causes productrices des fièvres ataxiques sont très-nombreuses. Les principales sont : l'habitation près des marécages dans des lieux étroits où l'air est difficilement renouvelé, et où se trouvent réunis un grand nombre d'individus ; l'abus des plaisirs vénériens et des liqueurs stimulantes, des veilles, des études trop prolongées, les fatigues du corps, les passions portées à l'excès, tels que le délire de la joie, ou les sombres accès du désespoir. Ces maladies peuvent être sporadiques, endémiques, épidémiques et contagieuses, prendre le type de tierce, quarte, intermittente, rémittente. C'est encore à cet ordre que se rapportent les fièvres lentes-nerveuses, cérébrales, celles des prisons.

Dans cette aberration des propriétés vitales, les remèdes les plus efficaces et les plus héroïques sont souvent des moyens inutiles ou insuffisans. L'expérience a néanmoins appris que les toniques et les excitans sont ceux sur lesquels on peut le plus compter. Ainsi les amers indigènes, les diverses préparations de kinkina, les spiritueux et aromatiques, le camphre et les préparations ammoniacales sont les principaux moyens thérapeutiques desquels on pourra retirer quelques succès.

Les vésicans de toute espèce, les excitations extérieures ne produisent souvent que des effets passagers et sont bientôt remplacés par un état plus alarmant que celui qu'on avait dessein de combattre. Si les praticiens sont généralement d'accord qu'il faut donner le quinquina dès le début des fièvres ataxiques, surtout lorsqu'elles sont de nature pernicieuses, on doit alors donner la préférence au Vin Cordial, dont la meilleure espèce de kina fait la base. Les avantages que j'en ai constamment obtenus me le font considérer comme le remède le plus souverain. Les doses auxquelles il convient de l'administrer sont extrêmement variables, tant la nature de ces affections est diverse par rapport aux âges, aux constitutions et aux maladies antécédentes.

C'est au médecin à décider en pareil cas ; cependant on peut être convaincu qu'il n'y a aucun inconvénient de le prescrire depuis une once jusqu'à cinq ou six par jour.

On pourra même avec avantage l'associer aux décoctions de serpentaire de Virginie, aux infusions de feuilles d'oranger, de camomille, d'arnica-montana, aux sommités de polygala, de petite sauge, etc.

Il pourra aussi être allié à la limonade et constituer une espèce de punch léger, si utile contre l'intensité de ces maladies. De cette manière il remplacera avec avantage les vins généreux qu'on prescrit ordinairement ; il n'aura pas l'inconvénient de porter à la tête et d'exaspérer les symptômes nerveux.

Lorsque la fièvre ataxique est de nature pernicieuse, il faut ajouter au Vin Cordial le kina-loxa pulvérisé, depuis une demi-once jusqu'à une once par jour, qu'on administrera une ou deux heures avant l'accès sans discontinuer son usage, comme il vient d'être prescrit.

Fièvres pestilentielles.

6°. *Fièvre pestilentielle* ou *adéno-nerveuse*. Cette maladie, qui a été si bien décrite par Mertens, Papon et plusieurs autres médecins célèbres, est très-rare dans nos contrées ; elle est éminemment pernicieuse, affecte tous les individus, mais particulièrement ceux qui sont faibles, pusillanimes, et prédisposés à l'action des fièvres précédentes. Elle est endémique dans quelques contrées du globe, particulièrement en Afrique et en Asie.

Une fièvre continue plus ou moins intense, le délire, des antrax, des pétéchies en sont les caractères essentiels. Ses causes sont dues à des émanations subtiles qui se dégagent des corps ou des vêtemens de pestiférés dont l'essence nous est inconnue, mais dont les effets sont effrayans. La transmission des maladies pestilentielles peut avoir lieu par contact ou par l'intermède de l'air. Il faut distinguer trois périodes importantes pour le pronostic.

1re. *Période*. Fièvre sans délire et bubons : presque tous les malades en guérissent.

2e. Fièvre intense, bubons : plusieurs guérissent.

3e. Fièvre, délire considérable, bubons, pétéchies, ataxie évidente : très-peu de guérison, mort du troisième au sixième jour.

Le traitement des maladies pestilentielles est préservatif ou curatif. Dans le premier, il faut empêcher la contagion d'être transmise aux lieux qui ne sont point infectés. Pour cela, interdire toute communication avec les personnes et les objets qui en sont atteints, et les exposer à l'action des fumigations de chlore, d'acide nitrique, de soufre, et laver les vêtemens dans du vinaigre, ainsi que tout ce qui peut retenir le principe contagieux ; comme l'a conseillé Samoëlowitz. Les onctions huileuses sur le corps ont été regardées comme un moyen préservatif en déterminant une sueur très-abondante ; on peut établir un ou plusieurs fonticules dont on favorise la suppuration.

Dans le traitement curatif, on prescrit, dès l'origine de la maladie, des vomitifs et des sudorifiques, puis les toniques et les antiseptiques les plus énergiques, tels que le vin vieux, le quinquina, le camphre, les acides.

Les bubons sont regardés comme des abcès critiques dont il faut favoriser la suppuration par différens topiques. Les plus efficaces, suivant le témoignage du baron *Larrey*, sont ceux d'oignons de scille cuits sous la cendre, et appliqués le plus chauds possible. Ce praticien célèbre conseille aussi la cautérisation des bubons lorsqu'ils sont indolens.

Mais de tous ces moyens, celui sur lequel on peut fonder de plus grandes espérances, est le quinquina et ses diverses préparations. Nul doute que dans ces cas le Vin Cordial de M. Monbet ne jouisse d'une efficacité bien réelle, et ne doive être préféré. Il n'aurait pas l'inconvénient de fatiguer les organes digestifs, ni d'offrir de la répugnance aux malades. C'est aux médecins qui exercent dans les contrées où l'on observe fréquemment la peste, d'en prescrire les doses. Non-seulement il faudrait l'administrer seul, mais encore le faire entrer dans les boissons ordinaires des malades.

Quel moyen plus précieux, comme préservatif, que le Vin de kina-loxa, surtout lorsque les personnes sont faibles.

Les marins, qui passent d'une latitude à une autre, ne trouveront aucun remède prophylactique plus certain contre ces sortes de maladies et tant d'autres auxquelles ils sont exposés, telles que l'adynamie, le scorbut, la fièvre jaune, etc.

Je ne doute nullement que dans ces derniers temps le typhus n'eût pas exercé tant de ravages, si le vin cordial de kina-loxa eût été connu.

Fièvres hectiques.

Les fièvres hectiques, que quelques auteurs ont considérées comme essentielles, mais que le plus grand nombre regarde avec raison comme symptomatiques ou appartenant aux ordres précédens, seront, sinon entièrement détruites, du moins combattues avec avantage par l'usage de ce Vin, toutefois en y faisant coïncider un régime analeptique. Presque toutes ces fièvres, comme on le sait, sont dépendantes d'un état de langueur des voies digestives, et s'observent principalement chez les vieillards, et les femmes à la suite des longues maladies et d'excès en tout genre.

Un verre à liqueur le matin, et un autre le soir, c'est la dose qu'il faut en prendre.

Chez les femmes d'une faible complexion, si souvent tourmentées par des fleurs blanches, des glaires, des attaques de nerfs, des vers, etc., aucun remède n'est plus efficace.

C'est encore le meilleur moyen qu'on puisse prescrire aux jeunes filles, dont la menstruation s'opère difficilement, surtout dans les grandes villes. Il est bien préférable aux divers emménagogues dont les suites ne sont pas toujours sans inconvénient.

Les affections nerveuses chroniques, les rhumatismes, les divers symptômes de goutte compliquée, de faiblesse des voies digestives, ou même d'attaques de paralysie, sont efficacement combattues par l'usage du Vin Cordial, à la dose de deux à trois verres à liqueur par jour, avant ou après les repas.

Les enfans de parens faibles, débiles, dont l'accroissement est extrêmement lent, le plus souvent tourmentés par des vers, la diarrhée; chez lesquels la nouûre, le rachitisme, les scrophules, sont à craindre, trouvent dans le Vin Cordial un remède héroïque : on doit le préférer aux teintures amères, aux élixirs de Perhyle, aux syrops antiscorbutiques, etc., qu'on leur donne en pareil cas. Il fatigue moins les organes, et n'est suivi d'aucune répugnance; ce qui permet d'en continuer l'usage pendant long-temps. On leur en donnera depuis une cuillerée à café jusqu'à quatre cuillerées à bouche. S'ils sont trop jeunes, on l'édulcorera avec du sucre ou un syrop quelconque.

Pour rendre plus sensibles les circonstances qui réclament l'usage du Vin Cordial, j'ai cru important de rappeler en résumé les doses auxquelles il convient de le prescrire le plus ordinairement suivant la nature des affections.

RÉSUMÉ.

1°. *Fièvres inflammatoires.* Le Vin Cordial ne doit être administré que dans la convalescence, pour éviter les rechutes, à la dose de trois à quatre cuillerées par jour pour les grandes personnes.

2°. *Fièvres bilieuses.* Contre ces fièvres, l'administration du Vin Cordial doit toujours être précédée de boissons délayantes, de purgatifs, etc.

Il convient de le donner le matin à jeun et le soir, à la dose de quatre à huit cuillerées à bouche.

3°. *Fièvres intermittentes, tierces, double-tierces.* Après le septième paroxysme, on fait précéder les délayans et les évacuans, on donne ensuite depuis six jusqu'à dix cuillerées à bouche de vin cordial par jour, en trois ou quatre fois, distribué de manière qu'une dose précède l'accès d'une heure ; ainsi que les repas qui doivent être très-légers.

4°. *Fièvres pituiteuses* ou *muqueuses adéno-meningées*. Après avoir débarrassé les voies digestives par des évacuans, on fait prendre le Vin Cordial, depuis quatre jusqu'à douze cuillerées par jour, observant les mêmes règles que ci-dessus.

5°. *Fièvres quartes*, *double-quartes*. Une fois qu'on a fait précéder les délayans, les vomitifs et les purgatifs, huit à douze cuillerées à bouche par jour suffiront en observant les mêmes règles qu'à la fièvre tierce, etc.

6°. *Fièvres putrides*. Il est souvent de la plus grande nécessité de prescrire le Vin de kina-loxa au commencement de ces fièvres. Les doses varient depuis trois onces jusqu'à six par jour en plusieurs fois. On le prend pur ou dans une boisson quelconque, mais applicable à la nature de la maladie.

7°. *Fièvres malignes*. De même que dans les fièvres précédentes, le vin cordial doit être souvent administré dès le début de la maladie ; les doses sont depuis quatre cuillerées à bouche jusqu'à huit ou dix par jour ; quelquefois on mêle au Vin Cordial le kina en poudre à la dose de quatre gros à une once par jour.

8°. *Fièvres pestilentielles*. Ces maladies, qu'il est si important de détruire dès leur origine, réclament spécialement le Vin Cordial. On peut le donner pur depuis quatre cuillerées jusqu'à seize par jour, et le faire entrer dans la boisson habituelle du malade.

9°. *Fièvres hectiques*. *Atonie*. *Faiblesse*. Dans ces affections, les doses du vin cordial sont déterminées par la nature du mal, le tempérament de l'individu et son âge : le plus ordinairement il convient d'en prescrire depuis une jusqu'à six cuillerées par jour.

Accidens du retour de l'âge, ou âge critique. *Glaires*, *affections nerveuses chroniques*. *Rachitisme*, *rhumatismes invétérés*, *gouttes vagues*, *faiblesse des voies digestives*, *attaques de paralysie*, *etc*. Dans ces différens états il convient le plus ordinairement de prendre depuis une cuillerée à bouche jusqu'à six de Vin Cordial, principalement une heure avant les repas, et d'en continuer long-temps l'usage. Néanmoins il faut avoir égard à l'âge, à la constitution des personnes, et à leur régime habituel.

Les jeunes gens, depuis douze jusqu'à seize ans, prendront moitié de la dose prescrite. Les enfans au-dessous de cet âge depuis une cuillerée à café jusqu'à quatre à cinq cuillerées à bouche, pur ou associé avec du sucre ou un syrop quelconque.

Les personnes qui jouissent habituellement d'une bonne santé, mais qui ne se trouvent pas dans leur état ordinaire, en raison de fatigue, d'insomnie, ou des variations de l'atmosphère, se rétablissent dans un équilibre agréable, en prenant un verre à liqueur de Vin Cordial à leur réveil; il remédie à l'amertume ou l'état insipide de la bouche; on peut en prendre aussi aux repas à titre de coup du milieu. Ce Vin mérite la préférence sur le Madère, sous plusieurs rapports; ce dernier échauffe le cerveau, agace les nerfs et l'estomac; le vin de Loxa n'a pas ces inconvéniens; il favorise la digestion, et donne des forces sans irriter.

Suivent les observations.

PREMIÈRE OBSERVATION.

Observation de MM. les docteurs Caille *et* Boyer, *sur une petite vérole confluente, suivie, après la chute des croûtes, de toutes les apparences de la fièvre hectique et d'une nouvelle éruption de très-gros phlegmons, tant à la tête qu'aux extrémités inférieures.*

Dans le courant d'octobre 1817, je fus appelé, rue du Bièvre, pour donner mes soins à un jeune homme d'un tempérament sanguin, âgé d'environ vingt-huit ans.

La fièvre dont il était atteint me parut continue et inflammatoire; il se plaignait en outre de douleurs vives dans les reins, qui de là, suivant ses expressions, allaient, en remontant se perdre dans la poitrine : alors il semblait étouffer. Son épouse m'ayant fait observer qu'il n'avait jamais eu la petite vérole, encore moins été vacciné ou inoculé, je soupçonnai, et par cet étouffement, et surtout le caractère de ses douleurs abdominales, sillonnant des régions lombaires vers les parties supérieures, qu'elles pouvaient bien être les préludes d'une éruption variolique. Cependant la fièvre, qui d'ordinaire la précède, la fait éclore au bout de trois jours, durait chez le malade, et sans le résultat depuis plus de huit jours.

Je me persuadais facilement que l'obstacle à l'éruption était d'une part la violence de la fièvre, et de l'autre l'état pléthorique habituel du sujet. En conséquence, je crus devoir le faire saigner : il le fut en effet, et même jusqu'à trois fois. Ce ne fut qu'à la troisième saignée que l'éruption s'annonça au visage et ensuite sur les autres parties du corps de la manière accoutumée ; elle ne tarda pas à devenir confluente. Au gonflement près des yeux, de la face, se joignirent le mal de gorge, la difficulté d'avaler, l'altération de la voix et la salivation ; la langue et les autres parties internes de la bouche également tuméfiées, étaient elles-mêmes couvertes de pustules innombrables : toutefois malgré toutes les apparences, la maladie arrive à sa dernière période. Des croûtes qui s'étaient formées se détachaient successivement ; le malade semblait devoir alors entrer en convalescence. A la vérité, il était tellement épuisé et desséché dans toute son habitude, qu'on ne pouvait le contempler sans horreur ; en outre, l'odeur qu'il exhalait était insoutenable. Tout à coup et à diverses reprises ses jambes et ses cuisses seulement se couvrirent de gros boutons phlegmoneux, qui bientôt abcédèrent, et dont plusieurs s'ouvrirent d'eux-mêmes, tandis que les autres le furent à l'aide de la lancette : c'était, à n'en pas douter, de véritables dépôts, l'éruption variolique n'ayant vraisemblablement pas suffi pour extirper tout le venin. Mais de tous les dépôts le plus considérable fut celui qui se forma d'abord au-dessous de l'oreille gauche, et qui de lui-même se fit jour dans le conduit auditif externe. Les frissons périodiques du soir, les chaleurs qui leur succédaient, les sueurs nocturnes et partielles, l'épuisement universel du sujet, faisaient pressentir un avenir funeste. Je jugeai à propos, vu la maturité de ce dernier abcès, de le faire ouvrir par une main habile, et il le fut en effet par mon confrère M. *Boyer*, médecin-chirurgien de l'hôtel royal des Invalides. Il en sortit plus d'un demi-septier de pus, louable à la vérité, et dont l'odeur commençait à être forte. Enfin, par un régime analeptique, et surtout par l'usage du Vin de kina-loxa de Monbet, secondé d'un exutoire au bras, nous nous sommes, mon confrère et moi, rendus maîtres et de la fièvre consomptive, et des sueurs colliquatives en moins de deux mois, le malade a complètement recouvré sa santé et son embonpoint primitifs.

DEUXIÈME OBSERVATION.

Observation communiquée par M. le docteur J. Roque.

Madame Lignel, demeurant rue Saint-Benoît, n°, 16, âgée de vingt-trois ans, d'un tempérament lymphatique, éprouvait depuis quelque temps des maux de tête dont rien ne pouvait calmer la violence. A la suite d'une affection morale, elle fut paralysée de la langue et du bras droit. Les vomitifs, les antispasmodiques, les vésicatoires, procurèrent quelque soulagement; mais la malade était d'une faiblesse extrême et ne pouvait articuler aucun son. Dans cet état on eut recours au Vin de kina-loxa; on l'administra à hautes doses; et l'effet en fut si prompt, qu'au bout d'un mois les mouvemens du bras furent rétablis, et la parole presque libre.

TROISIÈME OBSERVATION.

Observation de M. le docteur Gondret.

M. ***, âgé de soixante-treize ans, d'un tempérament bilieux, d'une forte constitution, est sujet à des accès de goutte anomale.

Après un léger écart dans le régime, il eut, le 1er. septembre 1817, un accès de fièvre dont il ne parla pas. Le 3, il fut atteint d'un frisson qui dura environ trois heures, lequel fut suivi d'une chaleur très-forte, accompagnée d'un délire dans lequel il tomba de son lit, et de l'écoulement involontaire des urines.

Invité à visiter le malade, je sentis l'importance de dissiper promptement une fièvre dont le caractère était évidemment pernicieux. J'administrai une once de quinquina-loxa dans le Vin fait avec cette écorce; et l'effet de ce remède fut tel, qu'il n'y eut pas un troisième accès de fièvre. Je continuai l'usage du Vin de Loxa à la dose de six cuillerées par jour, et la maladie se termina promptement.

QUATRIÈME OBSERVATION.

Observations de M. Chedieu, D. M. P., *médecin de l'association paternelle des chevaliers de Saint-Louis, ancien médecin ordinaire de la princesse royale* de *Wurtemberg, rue Le Pelletier, n°. 12.*

Madame R., demeurant rue des Filles-St-Thomas, fut attaquée, dans le mois de février, de douleurs violentes qui occupaient le sommet de la tête, et le côté droit du visage; ces douleurs étaient sans gonflement, et revenaient périodiquement tous les soirs vers neuf heures et augmentaient progressivement jusqu'à minuit; ensuite elles diminuaient et cessaient sur les six à sept heures du matin. La malade était sans fièvre; seulement, le pouls était un peu dur et nerveux pendant tout le temps des douleurs. Après une saignée, que l'âge de la malade et son pouls firent prescrire, ainsi que d'un vomitif qui était indiqué par un état saburral de voies digestives supérieures, je lui conseillai l'usage du Vin Cordial de M. Monbet, parce que les douleurs n'avaient pas changé d'intensité. Elle continua ce Vin pendant douze jours, temps après lequel ses accès disparurent sans retour.

CINQUIÈME OBSERVATION.

2e. *Observation de M. le docteur* Chedieu.

Madame de Saint-B*** fut prise de douleurs qui occupaient le trajet des nerfs ischiatiques gauches, depuis la hanche jusqu'à la plante du pied; elles étaient si fortes, que cette dame ne pouvait reposer pendant les nuits, et était obligée de quitter le lit dont la chaleur augmentait singulièrement ses souffrances : à l'approche du jour elles cessaient pour reparaître régulièrement vers onze heures du soir.

L'application des sangsues, des vésicatoires, les frictions avec les linimens volatils camphrés et opiacés, les boissons délayantes et diaphorétiques, les frictions d'éther acétique, etc., n'avaient apporté aucun changement.

Un embarras saburral des premières voies me fit recourir à l'usage de l'ipécacuanha, qui détermina d'abondantes évacuations bilieuses et glaireuses, mais qui ne fit point cesser les douleurs.

J'ordonnai le Vin cordial de Kina-Loxa à la dose d'un jusqu'à quatre verres à liqueur par jour. La malade s'en trouva si bien, qu'après douze jours elle n'éprouvait plus aucune souffrance.

SIXIÈME OBSERVATION.

3e. *Observation de M.* Chedieu.

Mademoiselle de Brun, âgée de dix-sept ans, fut prise, dans le mois de juillet dernier, d'une fièvre catarrhale bilieuse très-intense. Le médecin qui fut appelé prescrivit l'émétique, et ensuite deux purgatifs joints aux boissons appropriées à l'état de la maladie. La fièvre, loin de se terminer, prit le caractère régulier, et réduisit la malade à un état hectique.

Les accès revenaient tous les soirs, et se terminaient le matin par une sueur abondante qui n'était suivie d'aucun soulagement.

Mademoiselle de BRUN, singulièrement affaiblie, était en outre tourmentée par une toux opiniâtre, accompagnée d'expectoration abondante, surtout le matin, avec une chaleur âcre à la paume des mains.

L'amaigrissement, qui augmentait de jour en jour, joint aux symptômes précités, faisaient craindre pour le marasme ou une phthisie pulmonaire.

Appelé pour lui donner mes soins, je m'attachai à soutenir ses forces; je lui prescrivis un régime plus substantiel et plus fortifiant, joint à l'usage d'une décoction de lichen d'Islande et de Vin Cordial de kina-loxa, donné à des doses successivement augmentées.

Les forces se rétablirent peu à peu ainsi que la santé; la fièvre et l'expectoration diminuèrent. Enfin, après un mois et demi de l'usage du Vin et du lichen, j'eus la satisfaction de rendre à sa famille cette jeune personne dont la mort paraissait inévitable.

SEPTIÈME OBSERVATION.

Observations de M. Clément, D. M. P.

M. le baron ***, demeurant rue de Richelieu, âgé de cinquante-deux ans, avait de temps en temps des accès de goutte anomale qui le faisaient singulièrement souffrir, et l'obligeaient à garder le lit pendant plusieurs jours consécutifs. Depuis dix ans que cette maladie le tourmentait, il avait mis à contribution tous les remèdes vantés contre les affections arthritiques, sans en éprouver de soulagement réel.

Quoiqu'incertain de l'efficacité du Vin de M. Moubet contre les maladies goutteuses, j'en conseillai l'usage à M. le baron, à la dose de trois ou quatre petits verres à liqueur par jour. Il suivit mon avis, et s'en est trouvé si bien, que depuis cinq mois il n'a éprouvé aucun accès, tandis qu'auparavant il ressentait tous les dix à quinze jours des douleurs atroces, principalement dans les articulations des phalanges des doigts et des orteils.

Tous les matins et soirs, il continua l'usage du Vin Cordial à la dose d'un verre à liqueur.

J'ai encore prescrit ce vin avec succès à des femmes tourmentées par des flux leuchorriques, et à des personnes exténuées par des traitemens mercuriels, dont des tremblemens continuels et la dépilation en étaient les suites.

Dans les diarrhées chroniques et rebelles, j'ai eu à me féliciter de l'avoir ordonné, par les bons effets que j'en ai obtenus, surtout chez les vieillards dont les organes digestifs étaient détériorés.

Dans les maladies de mauvais caractère, et si souvent funestes, tels que le typhus, la fièvre adynamique, etc., le Vin de Kina-Loxa me paraît mériter la préférence sûr tous les médicamens usités jusqu'à présent.

Je connais une dame âgée de vingt-trois ans, qui, après une couche des plus heureuses, conçut du dégoût pour la viande, le bouillon et le lait. Uniquement reduite au régime végétal, sa santé, dans l'espace de cinq mois, se détériora tellement, qu'on lui aurait donné quarante ans. Elle était maigre et d'une faiblesse excessive, mais cependant sans fièvre. L'air de la campagne et les distractions de tout genre n'avaient apporté en elle aucune amelioration. Je lui conseillai, après lui avoir administré les purgatifs, les eaux minérales de Vichy, etc., de faire usage du Vin de M. Monbet, à la dose de trois verres à liqueur par jour; elle en prenait tantôt avant ses repas, quelquefois après.

Bientôt elle put se remettre à son régime ordinaire, prit de bons consommés, rétablit sa santé, son embonpoint et sa fraîcheur première dans l'espace de six semaines à deux mois.

Cette dame a conservé une telle vénération pour le *Vin Cordial*, qu'il figure maintenant à sa table comme vin dit *du coup du milieu*.

SUMMARY.

M. Monbet desirous of preventing english families being imposed upon in Paris by falsified préparations of his Cordial Wine of the Loxa Bark, assures them it is only to be had genuine at n° 354, rue Saint-Honoré. He has thought proper also to add the following observations in the English language.

In all cases of convalescence with few exceptions and particularly that in inflammatory fevers, his Cordial Wine should be administered to prevent a Relapse. Three or four table spoonfuls of it may be given in 24 hours, more or less according, to the age and strength of the patient.

In bilious fevers after the patient has been moderately purged and has employed suitable deluents, from 4 to 8 table spoonfuls of this Wine may be given daily, the half of the dose to be taken in the evening and the other half in the morning.

In all the different species of intermittent fever, the quotidian, tertian and quartan, etc., after due attention has been paid to the *premia via*, deluents moderately given, six to ten table spoonfuls, of this wine, may be given in 24 hours, divided in to different doses : after the period and not before the seventh paroxism of the fever.

In the different affections of the *premia via*, such as mucosities, crudites, etc, eight or twelve table spoonfuls, of the Cordial Wine, will be found most salutary but it will be previously necessary to employ purgatives et deluent drinks and to observe the directions already given in intermittent fevers or agues.

It is of the first importance and even necessity to administer this Cordial Wine at the first appearance or begining, of putrid fevers. The dose should be every fourth hour from one to two ounces each dose. In certain desperate cases this dose may be repeated every two hours.

Should the patient be excessively costive clysters must be administered. His drink should consist in Wine and water. rendered bitter by adding half an ounce of yeast to two lbs of the drink.

In malign fevers the state of the bowels must particulary engage attention. This is an object of first importance. In which cases calomel joined to rhubarb, will be found the best purgative. After which from 4 to 8 table spoonfuls may be given of the Cordial Wine during the day. Quinquina in powder may or may not be administered according to existing indications.

Pestilential fever or the plague requires in an especial manner an immediate administration of the Wine in as large doses as the patient can bear. The drink of the patient should also consist of Wine and water adding a certain portion of Cordial Wine.

In short all diseases arising from debilitating causes of a direct or indirect nature excepting, those which present, evident symptoms of active inflammation, require a regular and continued administration of this Cordial Wine. Experience in the hands of several of the ablest medical practioners, has rendered this assertion indubitable.

In despepsia or stomach complaints, in gout, rickets; and also the manifold maladies of old age, and also those, too common to women arrived a at critical period of life, the Loxa

Wine judiciously administered by an able practitioner, has been found to be of all other remedies, the most salutary, and efficacious.

Young people from 12 to 15 years of age should take only the half of the dose, above mentioned for adults. Children under twelve years, should not take more than from a tea spoonful to four or five table spoonfuls accordering to their age and strength daily.

Want of sleep, want of appetite and a certain degree, of restlessness, proceeding from weakness in the digestive powers in the stomach, in persons who in other respects enjoy good health in general, will find this Wine highly salutary. It is known to be excellent in aiding the degestive powers taken in the middle of meals, or immediately after dinner. All those who have usedit, give it the preference to Madeira and Champaign wines.

These assertions are justified et confirmed by cases verified in the preceding pages; certified bye elebrated practitioners such as Caille, Boyer, Roque, Clément, Gondret, Chédieu, etc., etc.

AVIS DE MONBET, PHARMACIEN.

Les consommateurs des provinces et de l'étranger trouveront constamment chez M. MONBET, *toutes les préparations de chimie et de pharmacie confectionnées avec le plus grand soin. Il tient aussi la droguerie et les médicamens particuliers ci-après désignés, avec des instructions imprimées.* (Il expédie à mesure qu'on lui fait des demandes.)

Eau Mauléonique pour les yeux.
Baume apodeldoch pour les douleurs.
Pommade pour les lèvres.
Poudre pour les dents.
Instrumens en gomme élastique.
Pois à cautère.
Papier à cautère.
Eau de Cologne.
Eau des Carmes.
Sachets, et liqueur contre les punaises.
Biscuits vermifuges.
Pommade exutoire pour cautères et vésicatoires.
Grains de vie.
Elixir américain contre le lait.
Tablettes et liniment contre le goître.
Gouttes nervines contre la migraine.
Baume de Fourcroy contre le mal au sein.
Elixir pour les dents, d'Hermann.
Dragées du docteur Vaume.
Pilules contre les engorgemens des glandes, du docteur Chedieu.
Pommade contre les dartres.
Syrop végétal contre la syphilis.
Toile vésicante.
Syrop dépuratif du doct. Larrey.
Syrop du docteur Portal.
Syrop contre la toux.
Losanges balsamiques et anticatarrhales.
Rob antisyphilitique.
Syrop de Cuisinier.
Pommade contre la gale, sans odeur.
Pâte de jujubes.
de lichen.
de Polygala contre les rhumes.
Vinaigre des quatre voleurs.
Pommade du docteur Gondret.
Dépôt d'eau de fleur d'orange d'Italie.
Gelée de mousse d'écorce.
Bains de Barèges.
Taffetas vésicant.
Pilules du docteur Franck.
Remèdes pour les bestiaux.
Dépôt des boules de M. Millot de Nancy, breveté par le gouvernement.
Pharmacies portatives.

N. B. Pour que l'Auteur puisse garantir le Vin Cordial, on doit exiger pareille instruction avec chaque bouteille, où son nom est incrusté dans le verre, son cachet impliqué sur la cire qui couvre le bouchon, et sa signature sur l'étiquette.

Les demandes doivent être accompagnées de l'argent et les lettres affranchies.

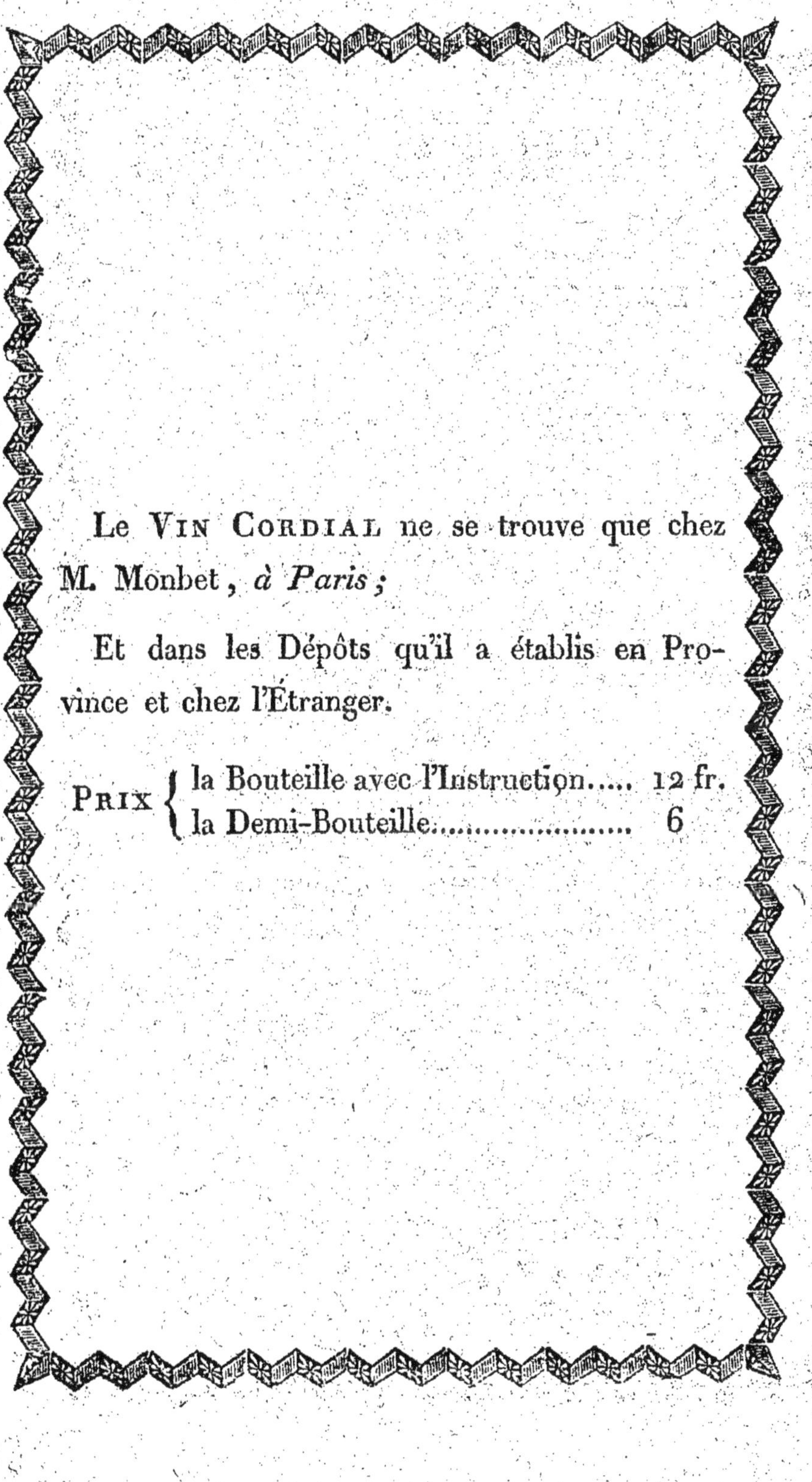

www.ingramcontent.com/pod-product-compliance
Ingram Content Group UK Ltd.
Pitfield, Milton Keynes, MK11 3LW, UK
UKHW020445220726
13923UKWH00005B/2352

9 782019 663094